# ÉTUDES MÉDICALES

SUR LES

# SOURCES MINÉRALES

## DE SALINS

(JURA).

# ÉTUDES MÉDICALES

SUR LES

# SOURCES MINÉRALES

## DE SALINS

### ( Jura ),

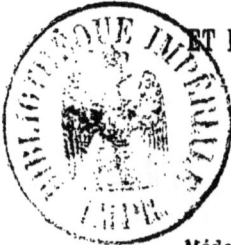

### ET LES EAUX-MÈRES CHLORO-SODO-BROMURÉES

#### DE LA SALINE DE CETTE VILLE,

PAR

**Cl.-M. GERMAIN, d. m. p.,**

Médecin inspecteur-adjoint des eaux minérales de Salins;
Médecin des épidémies, et de la garnison de Salins.
Médecin-adjoint de l'hospice de cette ville ;
Membre correspondant de la Société d'hydrologie médicale de Paris,
De la Société médicale de Besançon, des Académies impériales
De médecine de Bordeaux, Lyon, et Strasbourg;
Des Sociétés d'émulation du Jura et du Doubs;
De la Société des sciences et belles-lettres
De Mâcon.

LONS-LE-SAUNIER,

IMPRIMERIE ET LITHOGRAPHIE DE FRÉDÉRIC GAUTHIER.

—

1858

# ÉTUDES MÉDICALES

## SUR LES

# SOURCES MINÉRALES

## DE SALINS

### ( Jura ),

## ET LES EAUX-MÈRES CHLORO-SODO-BROMURÉES

### DE LA SALINE DE CETTE VILLE.

Le principe minéralisateur de ces sources froides
est le chlorure de sodium ; elles appartiennent à la
classe des eaux chlorurées sodiques fortes, leur type
est l'eau marine. Placées sous une voûte immense,
chef-d'œuvre ancien d'architecture, elles forment au-
dessous du sol de la saline trois groupes qui sourdent
à 22 $^{m.}$ de profondeur, à travers les interstices des
couches redressées de la dolomie keupérienne. Je ne
m'occuperai que de la source du puits à muire, grotte
A 4°, parce qu'elle suffit, par son abondance et ses
excellentes qualités, à tous les besoins du service mé-
dical de cet établissement; elle a 4° environ, contient
par litre 27 grammes de chlorure de soude; sa densité
est de 1,024.

Employée exclusivement en boisson à la température de la source, 11° 50, elle sert aussi, après qu'elle a été chauffée pour préparer la douche et les bains, à alimenter la piscine. Une pompe aspirante, mue par une machine hydraulique plongée dans le récipient, verse chaque jour 1500 hectolitres de cette eau très-limpide, transparente, inodore, inaltérable ; sa saveur rappelle assez bien celle de l'eau contenue dans l'intérieur des huîtres comestibles. On la boit sans répugnance ; mais elle est rendue plus agréable et l'estomac en tolère une plus grande quantité, lorsqu'elle est chargée d'acide carbonique, comme on se propose de le faire dès cette année.

Prise à l'intérieur, à la dose d'un à deux verres, à un quart d'heure de distance, son absorption complète par la muqueuse de l'estomac la fait agir comme apéritive, altérante, diurétique ; elle s'assimile aux sucs digestifs, provoque l'appétit, l'activité des fonctions de la digestion, et celle des organes sécréteurs contenus dans le ventre. Bue en plus grande quantité et à doses rapprochées, elle détermine de la soif, une excitation passagère des cryptes muqueux des intestins, quelques selles liquides, diarrhéiques, sans coliques ni flatuosités ; les urines diminuent en proportion de la fréquence de ces évacuations intestinales.

Les eaux chloro-sodiques qu'on fait servir à la fabrication du sel commun dans cette manufacture, proviennent, comme celles du puits à muire A 4°, d'un courant souterrain d'eau qui se minéralise en lavant les couches puissantes de sel gemme de la formation triasique; le même mécanisme hydraulique dont je viens de parler, fait mouvoir des pompes aspirantes qui pénètrent au moyen de trous de sondage jusqu'au banc salifère, et ramènent chaque jour, dans les chaudières de la saline, 1500 hectolitres d'eau minéralisée à 23°. A mesure que le liquide salin s'évapore par l'ébullition, le sel se forme et se précipite au fond des chaudières, d'où il est retiré pour être mis en magasin; il reste au fond des bassins à évaporation un résidu liquide d'un jaune légèrement fauve, transparent, gras au toucher, comme de lessive, d'une saveur excessivement âcre et salée, sans action sur les papiers réactifs. C'est l'eau-mère de cette saline à laquelle les Allemands donnent le nom de Mutter-Laüge. Celle de Salins renferme, par litre : chlorure de sodium, 157 gr. 980 mil.; bromure de potassium, 2 gr. 720 mil., et en total, 317 gr. 720 milligr. de différents sels à base de soude, de magnésie, de potasse. (Analyse de MM. Favre, Pelouse et Dumas, vérifiée en 1856 par M. O. Henry.)

Ce produit de l'art autant que de la nature, offre à un très-grand degré de concentration la plupart des sels contenus dans l'eau-mère des trous de sondage.

L'eau-mère sert exclusivement à fortifier et à bromurer les douches et les bains de l'établissement hydro-minéral de Salins, qui sont préparés avec l'eau chauffée de la source du puits à muire à 4°. Si l'on en verse un hectolitre et demi dans une baignoire avec mélange de trente litres d'eau-mère, ainsi qu'on le pratique ordinairement dans la dernière période du traitement, l'aréomètre marque 6° quand il est plongé dans ce bain, qui contient en dissolution sept kilogrammes de chlorure de soude, quatre-vingt-huit grammes de bromure de potasse, et un total de neuf kilogrammes de différents sels à base de magnésie de chaux, de potasse et de soude.

On comprend toute la prudence qu'exige dans son administration une médication composée d'éléments minéraux d'une aussi grande énergie thérapeutique. C'est avec des additions progressives de cette eau-mère qu'on gradue la minéralisation des bains, avec un tel degré de précision que le médecin peut le formuler dans son ordonnance, comme un médicament officinal dont il prescrirait la dose à ses malades, en subordonnant toutefois ce mode d'administration hydriatique à l'éréthisme ou à l'état torpide de la constitution, au degré de tolérance et aux principales indications fournies par la nature de la maladie.

Depuis longtemps, ce traitement occupe une grande place dans la pratique des médecins balnéographes de l'autre côté du Rhin. Viesbaden, Hombourg, Ems, Kissengen et presque tous les thermes situés au bas de la chaîne du Taunus, doivent la vogue et la célébrité médicale dont ils jouissent aux emprunts d'eau-mère faits aux salines de Kreusnach, de Nanheim, de Bochlet, pour minéraliser les bains de ces établissements et leur ajouter de nouvelles propriétés curatives.

M. le docteur Amédée Latour, à l'occasion d'un savant rapport dont mes recherches sur les eaux minérales de Salins furent l'objet à l'Académie, s'exprimait ainsi dans l'*Union médicale* du 7 juin 1852 :

« Une lacune a été comblée dans le groupe des établissements hydro-minéraux qui existent en France. L'Allemagne ne jouira pas seule du monopole exclusif des eaux-mères; une partie, peut-être la plus grande, reviendra à notre pays. » Cette prévision est considérée comme un fait accompli par M. Durand-Fardel, dans son étude sur les eaux-mères de Salins (Jura), 1856 : « Il existe, dit-il, dans cette ville, un établissement thermal où se trouvent réunies toutes les ressources que nous avons pu envier jusqu'ici à Nanheim, Kreusnach. » Dans ces études, ce savant balnéographe attribue, avec le plus grand nombre des auteurs, à l'emploi des eaux-mères de Salins une spécialité thérapeutique très-précise : ce sont des maladies qui dérivent du tempérament lymphatique ou de la diathèse scrofuleuse. Elles sont également usitées avec grand avantage à titre de médication tonique, principalement dans la chlorose et l'anémie, et elles présentent toutes une série d'applications qui peut être fort étendue, en raison des propriétés qu'elles empruntent à leur constitution. On peut aisément supposer, en effet, qu'un médicament susceptible de modifier d'une manière profonde une diathèse aussi considérable que la diathèse scrofuleuse, doit avoir une portée thérapeutique facile à utiliser dans un grand nombre de cas. Afin de porter une appréciation la plus exacte possible sur les propriétés médicales de ces eaux salines dans le lymphatisme, il importe d'étudier les changements qui s'effectuent dans cet état morbide constitutionnel, sous l'influence du traitement hydro-minéral pratiqué à l'établissement de Salins.

La scrofule provient d'une altération particulière du sang avec diminution de ses globules et dyscrasie albumineuse, altérations causées par une nutrition vicieuse, une délibitation organique, le défaut d'hématose et l'inertie de la peau. Or, pour restituer au système sanguin ses éléments constitutifs de vitalité et de plasticité, il s'agit d'activer les fonctions digestives, pulmonaires et cutanées, et de parvenir, au moyen d'opérations chimico-vitales, à obtenir une élaboration parfaite des sucs nutritifs, que les échanges gazeux rendus de plus en plus actifs, dépouilleront dans l'acte respiratoire d'un excès de carbone et de principes séro-albumineux. La perspiration s'établira à la peau en même temps que la réhabilitation des fonctions organiques. Or, les eaux minérales de Salins témoignent

de leurs propriétés dynamo-plastiques et reconstitu-
tives, par les modifications profondes qu'elles font
subir à la crâse des humeurs viciées, à la constitution
strumeuse qu'elles retournent, selon l'expression de
Bordeu, et définitivement par leur efficacité thérapeutique presque constante, lorsqu'on les fait servir,
pendant le temps nécessaire, au traitement de la scrofule et de la plupart des affections chroniques qui
sont dans une dépendance plus ou moins éloignée
de cette diathèse. Ces interprétations de physiologie
thérapeutique sont, dans l'état actuel de la science, le
dernier terme du problème sur le mode d'activité
des eaux chlorurées fortes dans l'état scrofuleux ;
elles peuvent s'appliquer à ses diverses formes mor-
bides, que nous allons passer en revue. Nous signa-
lerons, parmi les lésions symptomatiques, celles qui
se rencontrent le plus fréquemment dans la pratique
des eaux minérales, afin de restreindre autant que
possible le cadre des indications curatives. En première ligne, je place les engorgements ganglionnaires
avec abcès, fistules, décollement de la peau ; le car-
reau ou l'induration passive des glandes du mésen-
tère, à condition que cette maladie n'est point accom-
pagnée de mouvement fébrile consécutif qui révèle
un foyer inflammatoire latent ; les tumeurs blanches
articulaires ; la carie avec écoulement ichoreux, né-
crose, dénudation des os, trajets fistuleux au pour-
tour des petites articulations des mains et des pieds.

J'appelle l'attention des praticiens sur les avantages de ce traitement hydro-thérapeutique contre le rachitisme signalé par un commencement de déviation de la colonne vertébrale, de courbure et de ramollissement des os longs dans le jeune âge avec tuméfaction des extrémités spongieuses de ces os, inertie des fonctions de la peau, atrophie musculaire, faiblesse des extrémités inférieures.

Ces bains chlorurés modifient très-favorablement la vitalité morbide des ulcères atoniques, celle des dartres secrétantes, les ophtalmies anciennes, la blépharite subinflammatoire, etc. Ces affections prennent ordinairement racine dans le lymphatisme; pour détruire le mal qui se traduit au dehors sous forme herpétique humide et croûteuse, ou de phlogose passive, il faut l'atteindre à sa source même, c'est-à-dire que l'indication principale est de régénérer l'état vicié de la constitution des malades par le bénéfice salutaire de ces eaux minérales, douées de propriétés toniques altérantes et reconstituantes. On conçoit que des bains qui restituent au sang ses éléments de plasticité et de stimulus vital, sont de la plus heureuse application dans le traitement de la leucorrhée, de la chlorose et de l'anémie. Ils remplissent toutes les conditions prophylactiques pour fortifier les jeunes personnes du sexe à l'époque de puberté, et provoquer la menstruation.

L'observation démontre que ces bains salés raniment l'exercice des fonctions digestives et de l'hématose, qui languissent sous l'empire des causes énervantes de l'apathie, de l'inappétence, de la répugnance pour l'exercice. Une saison de ces eaux suffit pour rappeler l'appétit, l'activité digestive, l'innervation musculaire ; le teint se colore, la figure s'anime, les globules sanguins et leurs éléments ferrugineux augmentent en proportion de la diminution de la sérosité dans la circulation veineuse. Ces bains toniques et régénérateurs opèrent une véritable métamorphose, au physique comme au moral, chez la jeune fille chlorotique.

Dans le groupe de ces affections anémiques, on observe assez souvent, parmi les jeunes filles d'une constitution molle et lymphatique, un commencement de torsion de la taille, avec exhaussement de la courbure qui se manifeste à l'extrémité inférieure de la colonne vertébrale. Cette difformité provient d'un relâchement des ligaments des derniers vertèbres avec les os du bassin ; d'un antagonisme des muscles logés dans cette partie de la gouttière dorsolombaire ; d'attitudes défectueuses et habituelles, etc. Les bains minéraux de Salins, associés à la douche, corroborent la constitution et l'innervation musculaire ; en se répartissant d'une manière uniforme, l'afflux nerveux fait cesser l'antagonisme des muscles, les ligaments se raffermissent, et nous avons le bonheur de voir chaque année la taille de ces jeunes filles reprendre sa rectitude naturelle,

Dans d'autres cas encore plus nombreux, nous avons à combattre chez les enfants, et avec des succès non moins remarquables, une disposition héréditaire à la scrofule et aux tubercules pulmonaires ; celle-ci s'annonce par l'étroitesse congéniale de la poitrine, sa mauvaise conformation physique, une nutrition vicieuse avec débilitation constitutionnelle. Si l'on se reporte par la pensée aux changements salutaires qui surviennent dans le lymphatisme après l'emploi des bains minéraux de Salins, on comprend, dans les cas de prédisposition native à la scrofule et à la tuberculisation, quel parti avantageux il est permis de tirer non seulement de ces bains et des inhalations chlorurées, mais mieux encore de la vaste piscine de notre établissement, qui offre à la natation une grande étendue d'eau salée, incessamment renouvelée, et dont la température est indifférente. Ce réservoir, couvert d'un dôme et environné d'une ceinture de vestiaires, contient 45 mètres cubes, sa circonférence est de 32 mètres. Les enfants peuvent, dans le bassin, se livrer à la natation. Cet exercice, en développant les forces, élargit la capacité de la poitrine, en sorte que les poumons, moins encaissés dans la cage osseuse du thorax, acquièrent tout le développement indispensable au jeu libre de la respiration et aux fonctions vivifiantes de l'hématose. Ces résultats prophylactiques contribuent puissamment, avec le régime et les soins hygiéniques, à neutraliser les éléments générateurs de la scrofule et à détruire les germes cachés de la tuberculisation, dans cette première période de la vie.

Il faut ajouter au bénéfice de la natation, celui de l'absorption pulmonaire des vapeurs chlorurées exhalées à la surface de l'eau salée. Deux tritons en bronze, placés sur deux colonnes de 8 mètres de hauteur, lancent aux deux côtés opposés de la piscine une colonne d'eau minérale ; en se poudroyant dans sa chute, elle accroît la masse des vapeurs chlorurées, si favorables aux inhalations. La projection de ces colonnes d'eau sert de douche temporaire aux nageurs. Tous ces avantages réunis font de cette piscine l'agent thérapeutique le plus complet et le plus beau qu'on puisse trouver parmi les établissements thermaux de France et de l'étranger.

Cette eau salée vaporisée conserve en partie ses éléments minéraux ; mise en contact avec l'azotate acide d'argent, on a obtenu un précipité blanc assez abondant, qui s'est redissous dans un excès d'acide azotique. Cette réaction chimique fait pressentir la présence d'une quantité notable de chlorure dans cette eau. Une commission académique a été nommée pour en faire l'analyse, j'attends les résultats de ses expériences.

Le diagnostic différentiel est le point de départ et la base de toutes les indications dans le traitement des paralysies ; avec les eaux minérales fortes, elles

procurent de nombreux succès dans les anervies produites par une névrose du tri splanchnique, réfléchie
sur les cordons nerveux rachidiens. La puissance
dynamique excercée par ces bains sur l'appareil di-
gestif, procure la guérison au moyen de la tonicité
ganglionnaire transmise à la moelle épinière.

Quand l'énervation se lie à un état d'hyposthénie,
à un appauvrissement de sang, à une détérioration de
l'organisme, comme il arrive dans l'anémie, la chlorose, la cachexie vénérienne et mercurielle, etc., l'indication qui prime toutes les autres est de soumettre
les malades au traitement par les bains chlorurés,
afin de restituer à l'hématose ses éléments de plasticité, son stimulus et toute l'énergie fonctionnelle
aux organes de réparation nutritive ; l'ébranlement
communiqué à l'axe cérébro-rachidien par la douche,
la stimulation qu'elle porte sur les expansions nerveu-
ses périphériques, ne sont que des moyens auxiliaires
du traitement général, fondé sur l'administration des
bains durant une période de temps indéterminée.

Lorsque l'origine de la paralysie se rattache à un
foyer d'épanchement dans le cerveau, et que toutes
les probabilités font présumer que cette lésion ana-
tomique parcourt la période de retour, sans présenter d'éléments de réaction inflammatoire, ces bains,
par leur activité résolutive, facilitent la résorption
du liquide épanché, cause matérielle de la paralysie ;
ensuite, la douche, dirigée sur les extrémités infé-

rieures, réveillera dans les membres engourdis par
la torpeur nerveuse, la sensibilité et la motilité ;
l'eau minérale en boisson et la douche, deviennent
alors de puissants moyens de révulsion. Dans les
paraplégies essentielles, les bains chlorurés ne lais-
sent-ils d'autres résultats curatifs que le rétablissement incomplet de la sensibilité et du mouvement
dans ces extrémités? il devient alors très-avantageux
d'associer à ce traitement hydro-minéral, comme
moyen auxiliaire l'électricité localisée sur une partie
de la colonne vertébrale. Les courants électriques
sont déjà considérés comme un agent thérapeutique
de premier ordre pour combattre les énervations indé-
pendantes de cause morbide matérielle.

Mais la balnéation et les douches thermales, si pro-
pices à la cure des paralysies essentielles de nature
torpide ou rhumatismale, de celles occasionnées par
un épuisement nerveux à la suite d'excès en tous
genres, cette médication énergique, dis-je, devien-
drait impuissante à rétablir le mouvement, la nutrition et la sensibilité dans les membres émaciés, pri-
vés depuis longtemps de chaleur, de motilité, lorsque
ces lésions proviennent d'un ramollissement plus ou
moins complet d'une partie du cerveau. Ces eaux,
qui raniment le ton de la fibre énervée, l'activité des
fonctions organiques et de réparation nutritive, sont
d'un puissant secours pour abréger la convalescence
et coopérer au rétablissement complet de la santé

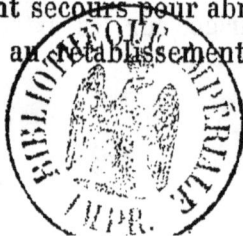

à la suite des fièvres graves continues, de longues
maladies qui laissent une profonde débilitation dans
les forces digestives et le système musculaire. Des
bains qui produisent des effets curatifs si remarquables sur l'innervation en général, doivent posséder
toutes les propriétés les plus convenables pour re-
monter le ton de l'action nerveuse affaiblie, et coor-
donner ses mouvements vicieusement localisés ;
aussi l'expérience, d'accord avec les inductions de la
science , en recommande l'emploi dans toutes les
formes de la névropathie, la dispepsie, les viscéral-
gies par atonie nerveuse, les hémi-cranies, les né-
vralgies temporo-faciales , qui dérivent d'un état
névropathique des voies digestives. Par son action
spéciale sur les cordons nerveux rachidiens, cette
balnéation, renforcée par la douche lombaire, est l'a-
gent thérapeutique le plus digne de confiance contre
l'incontinence des urines chez les enfants et les jeunes
personnes, les pertes séminales, l'affaiblissement, les
crampes et le tremblement nerveux des extrémités.
J'ai vu souvent la douche réussir contre la névralgie
cruro-sciatique, en raison de ce que les eaux réta-
blissent dans l'ordre physiologique les fonctions digestives et assimilatrices ; elles sont un agent de pro-
phylaxie et de curation dans les affections qui naissent
d'une nutrition vicieuse, comme l'albuminurie, le dia-
bète, le rhumatisme articulaire chronique, la goutte
atonique. Ce traitement empêche les dépôts d'acide

urique de se former dans les voies urinaires. Par la
faculté incontestée que les bains possèdent, ainsi
que la boisson minérale et la douche ascendante,
d'activer la circulation veineuse abdominale, la digestion, les sécrétions biliaires et intestinales, ces
eaux s'opposent aux stases sanguines dans les viscères
abdominaux, elles sont aptes à résoudre les engorgements passifs du foie, de la rate, du pancréas et des
glandes mésentériques.

Les demi-bains composés avec l'eau de la source
du puits à muire, les irrigations utéro-vaginales pra-
tiquées avec cette même eau, dont nous avons pu ap-
précier les propriétés toniques et résolutives, four-
nissent des indications non-seulement pour guérir
les engorgements passifs de la matrice, mais encore
le relâchement de ses ligaments, les déviations du
col de l'utérus, les dispositions aux fausses couches
produites par un état torpide de cet organe, son
manque de vitalité, l'inertie des ovaires. Les syphi-
lides, les ulcères, les accidents tertiaires de la diathèse vénérienne, que Hunter traitait avec succès au
moyen de bains de mer, se guérissent également
avec nos bains chauffés, qui contiennent une si
grande proportion de bromure de potasse combiné
au chlorure de soude ; cette association augmente les
propriétés curatives des bromures alcalins, et doit
les faire considérer comme ayant les plus grandes
analogies thérapeutiques avec les iodures, médica-

ment qui jouit d'une réputation anti-syphilitique jus-
tement méritée. Les bains minéraux, fortifiés par les
eaux-mères, ont une activité thérapeutique qui égale
si elle ne surpasse celle des eaux de Bourbonne ,
dans le traitement des lésions de la motilité et des
tissus que laissent après elles les luxations, les plaies
d'armes à feu, les fractures anciennes, et lorsqu'il
s'agit de guérir les demi-ankiloses, les engorgements
articulaires consécutifs à la goutte, à l'arthrite chronique ; la douche forme avec les bains le complé-
ment de la cure par ces eaux salines bromurées.

Cette longue énumération de maladies qui sont
susceptibles d'être guéries ou considérablement amé-
liorées par les eaux minérales de Salins, donne à
croire que j'ai la prétention d'en généraliser l'emploi
au point de les présenter comme un remède universel
dans les affections chroniques.

Telle n'est point ma pensée. Seulement je puis
avancer avec conviction, d'après une expérience de
douze années, que ce traitement réussit beaucoup
mieux et donne des résultats curatifs plus durables et
plus assurés que tout autre agent minéral ou tiré
de la pharmacie, dans les groupes bien définis des maladies que je viens d'exposer.

Cette médication hydro-thérapeutique a l'avantage
immense, lorsqu'elle est tolérée par les malades,
d'inciter les procédés de la nature dans ses tendances
médicatrices ; elle imprime lentement et sans pertur-

bations un certain degré d'excitation aux fonctions
de la vie organique et de l'hématose, conditions indi-
spensables à la régénération des humeurs viciées par
la dyscrasie albumineuse, origine de la plupart des
diathèses. La réhabilitation de la tonicité des plexus
ganglionnaires est le point de support de l'organisme
pour mettre en jeu les synergies vitales, et rétablir
l'équilibration dans toutes les fonctions dont l'exercice est enrayé par un état général de viciation humo-
ro-plastique et de débilitation des forces radicales.

Les propriétés stimulantes et toniques de ces eaux,
qui contiennent une si grande masse de sels en dissolution, font exclure de ce traitement hydriatique :
la pléthore, les prédispositions aux congestions hé-
morrhagiques, la surexcitabilité nerveuse, toutes les
maladies capables de revêtir un caractère inflammatoire. Si la chronicité est une des conditions de
succès dans les constitutions qui ne sont pas entièrement détériorées, c'est à cause de l'absence de toute
réaction sanguine dans la plupart des dyscrasies anciennes. Ces eaux sont complètement contre-indi-
quées dans la phtisie tuberculeuse avec symptômes
de réaction fébrile et de consomption, ainsi que dans
les dégénérescences de tissus.

Dans les établissements thermaux, on est obligé
d'accommoder en quelque sorte la maladie au traitement balnéique. A Salins, les bains conviennent par-
faitement au plus grand nombre des affections chro-

niques, à cause de la facilité d'en graduer la température, le degré de minéralisation, selon la nature, les périodes du mal, l'âge, le sexe, la constitution, la susceptibilité nerveuse des malades. En général, ces considérations étant appréciées comme il importe de le faire en bonne médecine, dès que la tolérance des eaux a été bien constatée, elle est la mesure de la minéralisation progressive des bains, qui doit rarement dépasser 10°, à moins de cas exceptionnels fournis par des constitutions entièrement torpides, ou bien après deux ou trois saisons de ces eaux.

Une infinité de circonstances contribuent à assurer le succès du traitement suivi à Salins : l'air y est pur, les eaux y sont fraîches, légères et abondantes, le climat tempéré et salubre ; le sol, remarquable par la variété et la bonne qualité des productions, donne le vin rouge le plus délicat de la province.

Cette ville, défendue par deux forts qui la dominent, doit son nom à ses anciennes salines. Placé au milieu d'un site alpestre, le plus remarquable de la Franche-Comté, Salins est la tête d'un chemin de fer qui se dirige, par Dole, sur Besançon et sur Paris, et dont la gare n'est séparée de cette dernière ville que par un parcours de 8 heures 1/2.

Il est facile de se procurer dans cette cité une nourriture saine, variée et même confortable, ainsi que toutes les commodités de la vie. On visite avec un plaisir toujours nouveau les fraîches cascades, les

sites pittoresques de ses environs, peuplés de souve-
nirs historiques ; ils sont le but de promenades dé-
licieuses. Chaque année, le géologue et le botaniste
se rendent dans ces montagnes pour augmenter et
enrichir leurs collections d'histoire naturelle.

Les bains minéraux de Salins ont été construits en
1853, par M. de Grimaldi, bienfaiteur de cette ville.
Leur ouverture aura lieu le premier juin de cette
année. Les baigneurs trouveront dans cet établissement, nouveau en France sous le rapport du genre
de minéralisation, tout ce que l'art perfectionné, uni
aux ressources de la nature, peut mettre au service
de l'hydrothérapie minérale, afin de contribuer à des
succès curatifs complets. Des appareils sont accommo-
dés à toutes les indications locales et générales. 28
cabinets de bains et 4 pour les douches occupent les
côtés d'un long pavillon. Les baignoires, au nombre
de 32, sont en marbre du pays ; elles ont deux robi-
nets, l'un pour l'eau minérale chaude et l'autre pour
l'eau froide ; en suivant, on trouve l'appareil pour
chauffer l'eau minérale ; une magnifique piscine, dont
l'eau, d'une chaleur tempérée, est renouvelée par un
courant continu ; elle est surmontée d'un dôme, et
close par une ceinture de cabinets destinés aux vestiaires. Vis-à-vis, s'élève la fontaine d'Hygie, ornée
de la statue de cette déesse de la santé ; elle verse aux
buveurs les flots purs et limpides de la source du
puits à muire A 4°, qui seront gazéifiés au moyen

d'un appareil à pression. En face du pavillon des bains, un jet d'eau se cache derrière le feuillage mobile des arbres. Des chemins sinueux, tracés au milieu des ombrages et des tapis de verdure semés de fleurs, aboutissent à l'escalier d'un très-bel édifice. Il est entouré, dans toute l'étendue du premier étage, d'un balcon élégant, qui communique avec les appartements ; ils se composent d'un magnifique salon, décoré avec le goût le plus parfait, d'une salle de bal, de billard, et d'un salon de conversation. L'hydrothérapie occupera une large place dans le traitement chloro-bromuré suivi à Salins ; quoiqu'elle agisse d'une manière opposée aux bains minéraux chauffés, elle a néanmoins la même portée thérapeutique et remplit des indications curatives à peu près semblables ; en sorte que dans l'insuffisance de l'un de ces traitements, l'autre viendra pour le compléter.

M. de Grimaldi, propriétaire de cet établissement, se propose, dans le courant de l'année prochaine, de doubler le nombre des cabinets de bains et de douches ; d'établir dans de nouvelles constructions des bains de vapeur et une salle d'inhalation. Rien ne sera négligé sous le rapport de la direction des soins, pour rendre aussi prompt que régulier le service de cet établissement, auquel sont attachés un médecin inspecteur et un médecin adjoint.

Salins, le 1er mai 1858.

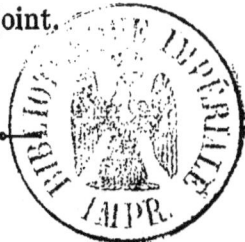